CONSEILS
AUX JEUNES MÈRES

AUX NOURRICES
ET AUX SAGES-FEMMES

POUR ÉVITER

LA MORTALITÉ FRÉQUENTE

CHEZ LES ENFANTS EN BAS AGE

PAR

LE DR GIRAULT

Médecin-Inspecteur de l'Asile modèle des Écoles communales (1855-79)
et du Bureau de bienfaisance du IV° arrondissement ;
Président des Sociétés médicales des IX° (ancien) et IV° arrondissements
de la Société du Panthéon, du Bureau de bienfaisance et médico-pratique ;
Chevalier de la Légion d'honneur.

PARIS

ADRIEN DELAHAYE ET E. LECROSNIER, ÉDITEURS

PLACE DE L'ÉCOLE-DE-MÉDECINE

1882

CONSEILS

AUX JEUNES MÈRES

AUX NOURRICES

ET AUX SAGES-FEMMES

OUVRAGES DU MÊME AUTEUR

1° Thèse remarquable sur les Globules sanguins d'après l'opinion des auteurs, 1839.

2° Mémoires sur les pommes de terre avariées, comme propres à la culture. (*Académie des Sciences, 1846.*)

3° Mémoire sur la cure radicale, sans opération des tumeurs et fistules lacrymales. (*Académie des Sciences, 1850.*)

4° Mémoire sur une Ruche et les Abeilles. (*Société d'Agriculture, 1855.*)

5° Recherches de la Morphine dans les urines. (*Annuaire du professeur* BOUCHARDAT, *Supplément, 1856.*)

6° Recherches et expériences sur la Cinchonine avec M. BOUCHARDAT. (*Même Supplément.*)

7° Étude sur l'intelligence comparée dans les races humaines. (*Courrier médical, 1859.*)

8° Mémoire sur la Trachéotomie avec une canule Bisvale. (*Académie de Médecine, 1860.*)

9° Traitement curatif du tétanos par l'éther. (*Bulletin de la Société médicale du Panthéon, pag. 34, 1863.*)

10° Étude sur le traitement préservatif du choléra par l'opium et la digitale réunis. (*Journal de la Société de Secours Mutuels du IVᵉ Arrondissement, 1866, et Abeille médicale.*)

11° Étude sur la génération artificielle dans l'espèce humaine. (*Abeille médicale, Bulletin de la Société du Panthéon, 1869.*)

12° Recherches historiques sur la jurisprudence de l'aliénation mentale. (*Société médico-pratique, 1873.*)

13° Traitement curatif du choléra par l'éther. (*Académie des Sciences, 1876.*)

14° Traitement de l'hydrocèle par l'éther. (*Société médico-pratique et Académie des Sciences.*)

15° Extinction de la variole par une loi obligatoire de la vaccination.

5322-82. — CORBEIL. Typ. et Stér. CRÉTÉ.

CONSEILS

AUX JEUNES MÈRES

AUX NOURRICES
ET AUX SAGES-FEMMES

POUR ÉVITER

LA MORTALITÉ FRÉQUENTE

CHEZ LES ENFANTS EN BAS AGE

PAR

LE DR GIRAULT

Médecin-Inspecteur de l'Asile modèle des Écoles communales (1855-79)
et du Bureau de bienfaisance du IVe arrondissement;
Président des Sociétés médicales des IXe (ancien) et IVe arrondissements;
de la Société du Panthéon, du Bureau de bienfaisance et médico-pratique;
Chevalier de la Légion d'honneur.

PARIS

ADRIEN DELAHAYE ET E. LECROSNIER, ÉDITEURS

PLACE DE L'ÉCOLE-DE-MÉDECINE

1882

HYGIÈNE

DE LA

PREMIÈRE ENFANCE

La Société protectrice de l'enfance de Lyon a mis au concours : l'Hygiène de la première enfance. D'après les mémoires envoyés l'année dernière à la Société française d'hygiène, au nombre de 53, et ceux envoyés à l'Académie de médecine, qui sont encore plus nombreux, M. le directeur de l'Assistance publique nomma en 1878 une Commission pour discuter sur les conseils aux mères et aux nourrices, sur les soins à donner aux enfants du premier âge. Elle décida : que le sein devra être donné toutes les deux heures environ, et moins souvent la nuit. A défaut de lait de femme, on pourra se servir de lait de vache ou de chèvre, tiède et coupé au quart d'eau pure légèrement sucrée. A partir du cinquième mois, le lait peut être donné pur.

Le rapport de la Commission française d'hygiène conclut que la réglementation des tétées de l'enfant étant un des points essentiels de la question d'allaitement, c'est dès le début qu'il importe de régler le moment et la durée des repas. Un nouveau-né doit téter toutes les deux heures pendant le jour et seulement toutes les trois ou quatre heures la nuit : ce qui fait six à huit tétées par vingt-quatre heures.

On élève plus d'enfants à la campagne que dans les villes ; leur donnerait-on plus de soins ? Évidemment non. Les circumfusa sont bien moins observés à la campagne : 259,270 maisons n'ont pas de croisées ; l'air et la lumière entrent par une porte coupée en deux, et c'est en ouvrant la partie supérieure qu'on se procure ces deux éléments si utiles à la vie. 3,738,391 maisons ont aussi de grandes défections ; souvent les cours sont couvertes d'ingrédients nécessaires à la production des engrais, dégageant des vapeurs qui devraient effrayer.

Ces enfants sont tenus peu propres ; on ne les lave pas chaque fois qu'ils se salissent ; on les essuie, on les enveloppe et on les replace au lit. Les bains leur sont inconnus ; il faut que le médecin ordonne un lavement pour qu'il soit administré, etc. Ce n'est donc pas par les soins qu'on obtient de bons résultats, mais seulement par le mode d'alimentation.

Les dix ou quinze premiers jours après l'accouchement, la femme étant au lit, donne à téter souvent ; mais aussitôt qu'elle a repris ses occupations, elle commence par donner à téter le matin en se levant, se met au travail, fait à manger à ses animaux, va aux champs, et lorsqu'elle rentre vers dix à onze heures, fait prendre le deuxième repas à son enfant ; elle continue à observer cet intervalle jusqu'à neuf ou dix heures du soir, pour recommencer, à son réveil, le lendemain matin et les jours suivants. Ce n'est pas avec la croyance de suivre un bon régime hygiénique que la femme de campagne procède ainsi, mais par nécessité.

Causes qui empêchent la mère de nourrir.

1° L'imperforation du mamelon ou son absence.

2° Lorsque la mère est très lymphatique, lorsqu'elle est atteinte d'une maladie susceptible de se transmettre héréditairement : la phthisie pulmonaire, le cancer, l'eczéma chronique, l'épilepsie, les affections chroniques graves, les maladies des organes digestifs, l'altération du lait, sa trop grande sécrétion, s'il est trop séreux, si l'enfant et la mère dépérissent, s'épuisent progressivement, alors on doit renoncer à l'allaitement.

En 1861, j'ai présenté, à la Société médicale du Panthéon, une femme atteinte d'épilepsie, qui avait eu huit enfants : six, qu'elle avait nourris, avaient de grands accès, deux sont morts à Bicêtre ; un, qu'elle avait nourri un mois, avait des vertiges et de l'hébêtement ; une fille, qu'elle n'avait pas nourrie, était bien portante.

3° La femme, seule, dans la classe des mammifères, qui produise des enfants qui n'auront jamais d'abris naturels pour les préserver des intempéries et qui ait la faculté d'en produire d'autres avant que ceux-là puissent se procurer leur nourriture, son travail étant l'unique moyen de subvenir à leurs besoins, elle doit donc s'y livrer.

4° La femme à émotions vives ; la douleur, la colère, le chagrin, l'ennui, etc., exercent une action funeste sur les nourrices, sur le lait et, par conséquent, sur le nourrisson. Je tiens grand compte de l'état nerveux de la mère ; et lorsqu'elle est trop impressionnable, j'aime mieux confier l'enfant à une nourrice étrangère.

« Une mère qui se met en émoi aux cris de son enfant, est, sans contredit, une mauvaise nourrice. » (Cazeaux.)

Enfin, nous dirons, avec M. Donné : « La détermination de nourrir doit être volontaire et spontanée ; les femmes qui ne se sentent ni le goût, ni la vocation nécessaire pour être les nourrices de leurs enfants doivent y renoncer. »

Régime.

Les enfants élevés au sein comme ceux élevés au biberon ne doivent prendre leur nourriture que toutes les trois heures au plus. Car si on leur donne à téter toutes les deux heures, comme il est indiqué dans les nouveaux ouvrages, et que le lait de la mère ou de la nourrice soit trop substantiel, l'enfant ne peut le digérer ; il le régurgite, ou rend dans ses selles le caséum en grumeaux, c'est-à-dire : l'enfant a continuellement des indigestions, ce qui doit obliger les personnes qui lui donnent des soins à examiner les matières fécales, et, s'il y a de la caséine non digérée, à prolonger l'intervalle des repas, puisqu'il n'est pas possible d'ajouter de l'eau au lait de la mère ou de la nourrice, comme le veut notre savant maître M. Guérin, pour l'approprier aux facultés digestives des enfants élevés au biberon. Et si avec ce nouvel intervalle il y a du caséum non digéré dans les selles, il faudra encore retarder les repas. C'est là le régulateur de la digestion chez les enfants. (Digestomètre.)

Il est difficile d'évaluer la quantité de lait que l'enfant doit prendre chaque fois, et ce qu'on peut faire de mieux, à cet égard, c'est de le laisser se satisfaire, comme aussi de lui présenter le sein toutes les fois qu'il en manifeste le besoin. « Mais, comme le dit avec raison M. Cazeaux, le premier soin est de s'assurer qu'il a réellement besoin de téter, car jamais il ne faut lui présenter le sein ni le biberon dans le but unique d'apaiser ses cris. Le cri de la faim s'accompagne, en général, d'une agitation assez vive des membres supérieurs ; l'enfant tourne la tête à droite, à gauche, ouvre la bouche comme pour chercher le sein,.saisit avidement le bout du doigt ou un corps quelconque souple et arrondi qu'on place entre les lèvres et exerce immédiatement des efforts répétés de succion. Lorsque les enfants tètent toutes les deux heures, comme il est indiqué dans les auteurs, beaucoup vomissent peu de temps après sans en éprouver aucun effet fâcheux ; ils rejettent ainsi par régurgitation la quantité surabondante de lait qu'ils ont ingérée, et leur nutrition n'en souffre pas. Les nourrices considèrent ce phénomène comme un signe de force et de bonne constitution ; mais souvent il arrive que le vomissement est le résultat d'une véritable indigestion qui, en se renouvelant, ne tarde pas à jeter les enfants dans un dépérissement progressif très grave. Dans ce cas, le lait rejeté est caillé, aigre ; il existe ordinairement une diarrhée accompagnée de violentes coliques ; les matières sont verdâtres et contiennent, sous forme de grumeaux blancs ou jaunes, des parties de caséum non digéré. A ce point de vue, le lait trop riche est, pour les enfants, selon M. le professeur Donné, « une cause de dépérissement non moins fâcheuse que le lait trop pauvre. Pour faire disparaître ces accidents, il suffit le plus souvent de rendre les tétées moins nombreuses en augmentant les intervalles qui les séparent. »

Comparaisons de la digestion.

Pour se rendre compte de la digestion des enfants, on doit jeter un coup d'œil sur celle des adultes.

Les physiologistes et les hygiénistes, ayant indiqué la quantité d'aliments ingérés dans chaque contrée, constatent qu'il suffit de quelques dattes aux Indiens pour entretenir la vie, et qu'au contraire, aux Esquimaux, aux Lapons quatre à cinq kilogr. d'aliments substantiels sont nécessaires pour produire les mêmes effets. Ils indiquent aussi la quantité des repas qu'il faut faire pour bien digérer et bien se porter. Ils ajoutent que le nombre des repas varie nécessairement suivant la perte que subit l'individu et la nature des aliments ingérés ; mais on peut se demander, l'alimentation étant supposée suffisante, s'il vaut mieux manger souvent et peu à la fois, ou moins souvent et plus copieusement. Il faut éviter également soit de surcharger l'estomac outre mesure, et de lui imposer un travail forcé, une digestion laborieuse, pénible, soit de le maintenir continuellement en fonction par des repas peu copieux, mais fréquents et rapprochés les uns des autres. Trois repas peuvent être considérés comme nécessaires aux hommes qui se lèvent de bonne heure et exercent leur système musculaire ; deux repas doivent suffire aux hommes placés dans des conditions opposées. Dans ces cas, il faut s'abstenir d'ingérer de nouveaux aliments dans l'estomac avant que la digestion du repas ne soit complètement terminée. Des intervalles d'au moins cinq heures doivent donc séparer les uns des autres les repas de quelque abondance; une bonne digestion stomacale doit s'accomplir dans l'espace de trois à quatre heures sans que le sujet ait conscience, pour ainsi dire, du travail auquel s'est livré l'estomac.

Pour alimenter les enfants toutes les deux heures, il faudrait supposer qu'ils digèrent beaucoup plus promptement que les adultes, ce qui n'est pas; souvent on les voit régurgiter le caséum deux et trois heures après une forte tétée. Comme le fait observer M. Bérard, « lorsque la quantité d'aliment introduite dans l'estomac excède le pouvoir digestif, soit qu'il y ait excès dans l'alimentation, soit que le pouvoir digestif ait subi quelque atteinte, on voit alors passer dans les excréments des substances qui, d'ordinaire, sont dissoutes et absorbées. C'est ainsi que les enfants à la mamelle, lorsqu'ils prennent du lait en trop grande abondance ou trop souvent, expulsent par les selles des masses de caséum non dissous. »

Pour terminer ces exemples, je crois ne pouvoir mieux faire que de citer la quatrième observation du résumé de la clinique de M. le docteur Simon, médecin de l'Hôpital des enfants. (Dyspepsie des enfants.)

« Cette petite fille, âgée de 17 mois, n'a encore que huit dents, elle est donc un peu en retard; assurément elle a mangé trop tôt. Elle tète toute la nuit; donc le lait de sa mère n'est pas suffisamment nourrissant. Il faut lui faire prendre du lait de vache et du bouillon. Elle est grognon et somnolente, c'est que les digestions se font mal. »

Il en est des enfants ainsi que des grandes personnes qui savent mal régler les fonctions digestives; on voit journellement des gens présentant toutes les apparences de la santé et qui se plaignent continuellement de l'estomac. C'est qu'ils mangent sans cesse; les digestions n'ont pas le temps de se terminer, le ventricule est surmené : c'est de la dyspepsie des gros mangeurs.

C'est exactement le même effet qui se produit chez les nourrissons qui sont toujours pendus au sein de leur mère; leur estomac se fatigue et le lait n'est ni digéré, ni bien assimilé. Il faut régler les tétées; si la digestion se fait mal, au lieu de surcharger l'organe par de nouveaux repas, il faut faire prendre à l'enfant de l'eau sucrée avec de l'eau de fleur d'oranger, de l'eau de Vichy, etc.

M. Beaumon avait un Canadien atteint de fistule gastrite qui lui a indiqué la durée de la digestion des aliments dans l'estomac; il dit que le lait y séjourne deux heures quinze minutes, mais il ne dit pas s'il ne pourrait pas en rendre après ce temps; le Canadien n'étant pas médecin, il a bien pu faire cette expérience légèrement. Mais Quévenne, pharmacien distingué des hôpitaux de Paris, possédait un chien qui avait une fistule artificielle de l'estomac qui lui servait à étudier la digestion; il me démontrait, à cette époque, qu'on trouvait encore du caséum trois heures après l'ingestion du lait.

Maintenant, si je puis en appeler à mon expérience, je puis assurer qu'on trouve dans l'estomac d'un jeune lapin, d'un jeune chat, trois heures après une bonne tétée, tous les principes du lait.

D'après ces données, doit-on offrir toutes les deux heures le sein ou le biberon au nouveau-né, comme l'indiquent la généralité des médecins qui se sont occupés de la question. Je suis convaincu du contraire ; la digestion se faisant, si on introduit une nouvelle quantité de lait dans l'estomac avant la digestion terminée ou au moins avancée du dernier lait ingéré, on le comprime avec le nouveau, on le force à passer dans l'intestin, ou à régurgiter celui qui vient d'être introduit. C'est là la cause principale et peut-être la seule des diarrhées chez les jeunes enfants qui conduit à la cholérine. Il est vrai que notre infatigable professeur Bouchardat la trouve dans l'altération du lait pour les enfants élevés au biberon. (Mémoire communiqué à l'Académie de médecine, 31 août 1880.) Il dit qu'il passe trop promptement à l'acide butyrique. M. Jules Guérin, de l'Académie de médecine, fait observer à M. Bouchardat qu'il regrette de ne pas lui entendre indiquer l'étendue du lait pour l'approprier à l'accommodation de l'estomac.

Ces deux grands observateurs indiquent chacun une cause, mais la principale est le travail continu donné à l'estomac par l'introduction du lait. Ce qui me confirme dans cette opinion, c'est qu'élevé à la campagne et ayant fait de la médecine pendant douze ans, dans des localités qui n'avaient aucune communication avec les grands centres populeux, le lait n'était pas consommé,

1.

il tournait et on le faisait manger aux enfants qui s'en trouvaient bien.

Pour bien apprécier les soins qui sont nécessaires à la vie du nouveau-né, il faut considérer, comme le fait observer M. Archambault, de l'Hôpital des enfants, « l'enfant qui vient de naître comme un malade, car il a plus de probabilités pour disparaître dans sa première année, qu'un enfant de cinq ans atteint de fièvre typhoïde n'a de chance de mourir. Or, parmi toutes les questions qui se rapportent à son hygiène, la question d'alimentation prime toutes les autres. La supériorité de l'allaitement par le sein est si évidente qu'il est inutile de la discuter; en principe, et sans tenir compte des conditions sociales, toute mère doit nourrir son enfant, mais elle doit pour cela répondre à certaines conditions sur lesquelles le médecin est fréquemment consulté et qu'il n'est pas toujours facile de déterminer d'une façon absolue. »

Il est bon, dans l'intérêt de l'enfant, de réglementer l'allaitement et le sommeil; cela est plus nécessaire encore dans l'intérêt de la mère, que les succions trop fréquentes fatiguent et épuisent, surtout lorsqu'elles ont lieu pendant la nuit. Un sommeil calme, profond, non interrompu et suffisamment prolongé, est encore plus nécessaire à la réparation des forces de la nourrice que la nourriture elle-même. Le sommeil est si nécessaire aux femmes qui nourrissent que, non seulement elles ne doivent pas donner à téter la nuit, mais encore que toutes les fois que la chose pourra se faire, il faudra tenir l'enfant éloigné de la mère pendant la nuit. (Cazeaux.)

Les difficultés de l'allaitement.

Les difficultés de l'allaitement naturel résident dans la brièveté du bout du sein, dans les crevasses, gerçures, érosions, excoriations, fissures, dont il peut être le siège, et toutes les maladies du sein. Il faut ajouter néanmoins que les cataplasmes de fécule cuite en consistance d'empois, placés sur les seins, faciliteront la matière sébacée à sortir des pertuis. Les frictions légères répétées souvent et longtemps, l'application de bouts de sein, de ventouses, la succion directe et souvent renouvelée, remédient parfois à la brièveté du mamelon. Ces soins bien dirigés peuvent guérir ces maladies et permettre de commencer ou de continuer l'allaitement.

Soins à donner à l'enfance.

L'enfant arrivé au monde a besoin que l'on s'occupe de lui; il ne peut rien par lui-même; il faut donc de toute nécessité lui donner les premiers soins.

Les enfants sont en germe la force des États; ils deviendront le soutien des pères et mères dans leur vieillesse, selon les soins dont les auront entourés ceux que Dieu a placés à leur berceau. Ils en seront un jour ou la gloire ou la honte; que l'homme qui attend du travail de ses bras le pain de chaque jour, ne s'imagine pas que la position qu'il occupe dans le monde diminue ou augmente en rien ses devoirs à cet égard, ce serait là une grande erreur. Il n'y a pas de degrés dans la paternité, il n'y en a pas dans les obligations qu'elle impose. L'enfant ne demande pas à son père s'il est riche ou pauvre, il exige des soins impérieusement, sous peine de disparaître.

L'enfant ayant reçu le jour, on commencera par le nettoyer avec de l'huile, du cérat, du beurre frais ou du saindoux ; on l'essuie ensuite avec un linge fin pour ne laisser aucune impureté. Il faut plonger l'enfant dans un bain ou le laver avec de l'eau tiède savonneuse ; cela fait, on le place sur des linges chauds, disposés sur les genoux de la personne qui doit l'essuyer et l'habiller.

On place sur sa tête un petit bonnet en toile, dit béguin, puis un en flanelle, enfin un bonnet d'étoffe légère si on est en été, et d'un tissu chaud et piqué si l'on est en hiver. On recouvre les bras et la poitrine d'une petite chemise de toile ouverte par derrière, puis d'une seconde et d'une troisième en tissu plus ou moins chaud suivant la saison. Elles doivent être fixées à l'aide de cordons en général ; à moins que ce ne soit pour le maillot supérieur, on doit proscrire les épingles ordinaires, car elles pourraient piquer les enfants. On enveloppe le siège et les extrémités supérieures dans un premier lange appelé couche ; celui-ci est de toile, celui qui le recouvre sera de laine ou de coton, selon la température ; mais le maillot ne devra jamais être serré, il devra simplement être replié par le bas, afin que les extrémités puissent se mouvoir librement sans se refroidir. Si l'enfant a besoin de chaleur, on place sur le col et les épaules un fichu de mousseline qui enveloppe aussi les mains et que l'on fixe par derrière ;

on place aussi un autre fichu sur la tête de l'enfant, la pointe tournée du côté du dos, le milieu portant sur le front et les extrémités conduites sur la poitrine, de manière à soutenir la tête lorsqu'on enlève l'enfant. Enfin on le couche sur le côté dans son berceau, et jamais on ne le dépose, même provisoirement, sur un siège quel qu'il soit, quelqu'un pouvant s'y asseoir par inadvertance ; trop souvent il arrive des accidents pour que l'on ne prenne pas les plus petites précautions. Gardez-vous surtout de comprimer la tête d'un nouveau-né ou de la pétrir entre vos mains sous prétexte de bien la conformer ; vous pourriez blesser le cerveau, occasionner la mort ou rendre l'enfant imbécile.

Des différentes manières d'alimenter les enfants.

L'enfant qui vient de naître éprouve trois besoins : recevoir assez de chaleur, téter et dormir ; il importe de régler au plus vite ces trois conditions.

La chaleur sera entretenue par l'habillement, le lit et la température de la chambre qui doit être de douze à dix-huit degrés.

Il est bien entendu que l'enfant sera nourri de lait, car le lait est pour lui un aliment naturel et complet, c'est-à-dire contenant tous les éléments nécessaires à l'entretien et à l'accroissement des organes dont se compose le corps de l'enfant.

Les différentes méthodes d'allaitement se composent :

1° Allaitement au sein de la mère exclusivement ;

2° Allaitement au sein d'une nourrice sur lieu ;

3° Allaitement au sein d'une nourrice chez elle ;

4° Allaitement au biberon ;

5° Allaitement mixte, au sein et au biberon.

6° Allaitement par la chèvre.

Allaitement au sein de la mère.

L'allaitement maternel constitue, d'après les auteurs, la meilleure méthode pour élever un enfant ; elle est la seule véritablement bonne, la seule sûrement profitable à l'enfant. La mère doit nourrir son enfant ; à la condition qu'elle ne sera atteinte d'aucune affection indiquée dans le préambule : la nature, la raison le lui recommandent. Le lait maternel constitue pour le nourrisson le meilleur aliment qu'il puisse prendre ; aucun autre ne pourrait lui être comparé ; comme le démontre M. le professeur Donné, il ne faut pas attacher trop d'importance à la vigueur de la constitution, au développement des mamelles, qui n'exercent point sur le lait et la lactation l'influence qu'on lui attribue généralement. Si l'on ne devait accorder la faculté de nourrir qu'aux mères douées d'une force et d'une santé aussi robustes que celles que l'on cherche dans les nourrices étrangères, il faudrait à peu près renoncer à voir les femmes du monde allaiter jamais leurs enfants.

Rien n'est plus commun, d'ailleurs, que de voir des femmes d'une force moyenne et dont la santé n'est pas toujours à l'abri d'une foule de ces petits inconvénients qui semblent inhérents à une certaine position sociale, posséder néanmoins les qualités essentielles de bonne nourrice, et allaiter avec le plus grand succès sans éprouver aucune détérioration dans leur propre santé.

La mère peut et veut nourrir ses enfants ; quel sera le régime de l'allaitement ?

Quelques personnes conseillent de ne présenter le sein à l'enfant que 24, 36 ou 48 heures après l'accouchement, ou même d'attendre la fin de la fièvre de lait.

Cette pratique est mauvaise ; l'eau sucrée tiède que l'on donne provisoirement à l'enfant provoque souvent des vomissements ; l'allaitement doit commencer de deux à douze heures après la délivrance, selon que l'accouchement a été plus ou moins facile et que la mère a besoin d'un repos plus ou moins prolongé. Le sein, avant d'être présenté à l'enfant, doit être lotionné avec de l'eau tiède et débarrassé des concrétions sébacées qui s'accumulent ordinairement au fond du sillon où viennent s'ouvrir les conduits lactifères.

La succion exercée par l'enfant facilite la montée du lait, prévient le gonflement immodéré des seins et les douleurs qui en sont souvent la conséquence, façonne pour ainsi dire le mamelon dont la saisie est pour l'enfant beaucoup plus difficile lorsque les seins sont tendus et tuméfiés et rend presque nulle la fièvre de lait.

Pendant les premiers jours, il faut introduire le mamelon dans la bouche de l'enfant, pour lui épargner des recherches et des efforts inutiles, et avoir soin de maintenir libre l'ouverture des narines ; il faut s'assurer si l'enfant tète réellement et avale le lait, car la succion et la déglutition peuvent être gênées par la brièveté du frein de la langue, par une tumeur sublinguale, la division du voile du palais, une faiblesse congéniale, etc.

La nourriture de l'enfant doit être réglée dès les premiers jours de la vie. Quel que soit l'âge de l'enfant, dit M. Donné, il est toujours avantageux de distribuer régulièrement l'allaitement, de telle sorte qu'il prenne ses repas à des intervalles égaux.

Pendant le premier mois, et surtout pendant que l'enfant rend le méconium, il faut le faire téter toutes les deux heures le jour, et deux fois seulement la nuit; plus tard, il suffira de lui donner à téter toutes les trois heures, et même quatre. (Si l'enfant rend dans ses selles du caséum non digéré, il faudra encore éloigner les intervalles des tétées.)

L'enfant étant allaité toutes les trois ou quatre heures, on doit le laisser se rassasier, comme il est dit plus haut.

Le lait trop riche est, pour les enfants, une cause de dépérissement non moins fâcheuse que le lait trop pauvre. Ce fait, qui avait été indiqué par M. Donné, a été particulièrement mis en lumière par les recherches de MM. Vernois et Becquerel.

Pour faire disparaître les accidents, il suffit, le plus souvent, de rendre les tétées moins fréquentes.

Ici se présente une question dont l'importance est facile à concevoir : à quel signe peut-on reconnaître que l'allaitement profite à l'enfant, que la nutrition et le développement organique s'opèrent régulièrement? C'est ce que nous démontrerons plus loin.

On doit continuer le mode d'allaitement jusqu'à six

ou sept mois, ou après l'apparition des premières dents.
On peut alors commencer l'usage d'aliments autres
que le lait : de la bouillie, des petites soupes au sagou,
à l'arrow-root, au tapioca, à la biscotte, à la farine de
froment légèrement torréfiée, peuvent être données
une fois par jour concurremment avec le lait de la mère
ou de la nourrice. Il faut avoir le soin de donner cette
alimentation d'abord en très petite quantité et tous
les jours, à la même heure, en espaçant ce repas de
deux heures au moins après la tétée, et se gardant bien
de ne pas donner le sein aussitôt après. Pendant les
premiers temps une soupe suffit amplement ; ce n'est
que vers neuf à onze mois qu'on donne deux soupes
par jour. Il est prudent d'augmenter lentement l'alimentation. C'est une grave erreur de nourrir trop tôt
les enfants, on ne gagne rien à vouloir forcer la nature ;
c'est là la cause principale de la mortalité des enfants.

Allaitement par une nourrice sur lieu.

Si le lait maternel est resté pauvre ou insuffisant,
malgré l'emploi méthodique de toutes les ressources
de l'hygiène ; si l'enfant dépérit, comment porter remède à un état de choses qui peut avoir les plus fâcheuses
conséquences?

Deux moyens se présentent : l'allaitement mixte et
l'allaitement mercenaire par une nourrice. Ce dernier
est le meilleur moyen; c'est le remède héroïque qui a
sauvé bien des enfants qui n'étaient plus séparés de la
mort que par quelques jours ou même quelques heures.

L'allaitement par une nourrice étant décidé, pour

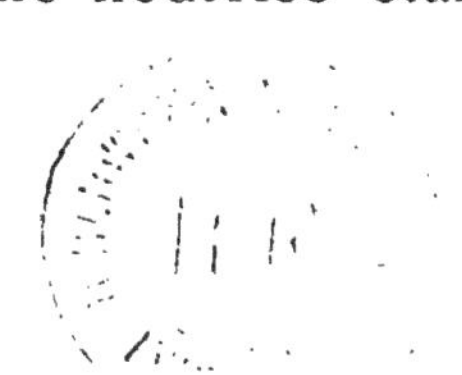

quelque raison que cela soit, il faut faire choix d'une nourrice, ce qui n'est pas toujours facile pour trouver les conditions et les garanties nécessaires à cette fonction.

La nourrice aura de 20 à 30 ans, d'une constitution moyenne, d'un tempérament sanguin, et aura toutes les apparences d'une bonne santé, résultant de l'intégrité constatée de tous les organes et de toutes les fonctions. Les recherches concernant les prédispositions héréditaires étant presque toujours très difficiles et très incomplètes, sinon impossibles, on doit soumettre la nourrice à un examen sévère, et rechercher si elle n'est point atteinte de l'une des maladies que nous avons indiquées comme mettant obstacle à l'allaitement maternel. L'attention doit être principalement dirigée vers la phthisie pulmonaire, la scrofule et surtout la syphilis; les organes génitaux doivent être explorés à l'aide du spéculum, et les traces de syphilis constitutionnelle doivent être recherchées avec d'autant plus de soin, que les accidents primitifs aux aines, à l'anus, aux seins, à la bouche, à la gorge, etc., se reconnaissent. Pour pouvoir être bonne nourrice, il faut ne pas avoir ses règles, ne pas être enceinte, être intelligente, avec un caractère égal, avoir une physionomie ouverte et agréable; avoir déjà nourri, c'est-à-dire élevé un ou plusieurs enfants. Le lait de la femme qui doit nourrir ne doit pas avoir plus de six à huit mois; cette limite est souvent dépassée; mais il est préférable qu'il n'ait pas plus de six semaines à deux mois. Dans ces conditions la nourrice peut remplacer la mère. Celle-ci ayant la volonté de la surveiller exactement, on se demande si la nourrice possédant toutes ces qualités ne vaut pas mieux que la mère.

Le sujet doit être d'une grande propreté sur elle et sur son enfant ; il faudra faire constater la santé de ses enfants.

La nourrice doit suivre pour son nourrisson les mêmes règles énoncées plus haut pour l'allaitement par la mère, espaçant de trois heures au moins chaque tétée et se gardant bien, pour calmer les cris ou la faim de l'enfant, de lui donner le sein ou autres aliments avant l'heure indiquée. Elle se persuadera qu'on ne gagne rien à nourrir trop tôt les enfants ; tous les médecins sont d'accord pour recommander de ne jamais donner aucune autre nourriture que le lait pendant les six premiers mois de la vie, dans la crainte d'occasionner des diarrhées chroniques et la cholérine.

La nourrice à domicile sous la surveillance de la mère et ayant été choisie par le médecin est le meilleur moyen d'élever les enfants. Au domicile de l'enfant, la nourrice n'a pas d'autre devoir que de soigner son nourrisson ; placée dans les meilleures conditions hygiéniques, l'allaitement offre par conséquent toutes les garanties désirables et toutes les chances possibles de succès. L'excès du bien est ici plus à redouter que le mal, parce qu'il y a de l'inconvénient à changer brusquement les habitudes de la nourrice et à substituer une vie de luxe et d'oisiveté à une vie de sobriété, de travail et souvent de misère. L'alimentation doit être saine et abondante, mais il ne faut pas qu'elle soit trop substantielle, trop recherchée et trop copieuse ; une femme accoutumée aux travaux des champs ne doit pas être traitée comme une personne du monde, et il faut éviter surtout que le changement apporté dans la manière de vivre ne devienne pas pour elle une cause de contrariété, de mauvaise humeur, d'ennui; pour conserver le lait dans ces conditions de qualité et de quantité, il faut se rapprocher autant que possible de la manière de vivre de la nourrice. Il ne faut pas craindre, si elle le désire, de lui laisser manger du pain bis, des choux, des navets, boire du cidre, de la bière, etc. Il faut seulement surveiller ses fonctions digestives et urinaires, pour constater si le régime suivi n'y apporte aucun changement.

L'allaitement au domicile de la nourrice.

L'allaitement chez la nourrice a de graves et nombreux inconvénients, et cependant il est le plus usité. Je crois devoir en citer une description de M. Fleury.

« Trois ou quatre jours après sa naissance, l'enfant est exposé à tous les dangers d'un voyage plus ou moins long, accompli souvent dans les plus fâcheuses conditions. S'il arrive à destination, il reste abandonné sans direction, sans contrôle, aux soins de gens inintelligents et pleins de préjugés, aux influences anti-hygiéniques, dans une habitation malsaine, parfois dans un pays marécageux, souvent exposé à toutes les conséquences de la misère, de la malpropreté. On a vu des nourrices avoir, en même temps, deux ou trois nourrissons qu'elles élevaient au biberon ou qu'elles gorgeaient prématurément d'aliments, réservant leur lait pour leur propre enfant qu'elles n'avaient point cessé d'allaiter. » Voilà, bien indiquées, les causes de mort des enfants envoyés en nourrice et alimentés au biberon.

Les règles de l'allaitement de l'enfant élevé chez la nourrice à la campagne sont les mêmes que celles suivies par la mère et la nourrice sur lieu.

Allaitement au biberon, dit artificiel.

L'allaitement artificiel consiste à nourrir l'enfant avec le lait d'une espèce animale. Le lait d'ânesse est celui qui se rapproche le plus de celui de la femme par le sucre, la caséine et les sels; mais celui de vache y ressemble davantage par le beurre et l'albumine. Je suis convaincu que la cause fréquente de la mort des enfants n'est pas dans la composition du lait, mais dans sa mauvaise administration. On peut donc se servir du lait de nos animaux domestiques, mais avec la précaution de l'étendre d'eau sucrée et un peu salée, et surtout de mettre un intervalle assez long pour ne pas trouver de caséine dans les selles. Voilà tout le secret.

Pour juger ce que je viens d'écrire sur la composition du lait, je me sers de l'analyse de M. Doyère; car, malheureusement, celles de treize autres chimistes des plus renommés, Payen, Quevenne, Donné, Becquerel, Vernois, etc., sont fort différentes, et souvent très défectueuses. Ces auteurs ne sont nullement d'accord sur la composition moyenne du lait de la femme.

Pour élever un enfant au biberon et pour réussir, il faut beaucoup de patience et de minutieuses précautions. Il est des circonstances où ce moyen d'élever l'enfant s'impose d'une façon absolue; comme on le fait observer dans la brochure de la Société française d'hygiène, « une mère seule est capable de trouver dans son dévouement la persévérance nécessaire pour réussir dans cette tâche si délicate et si pleine de rebutantes difficultés. Malgré la meilleure volonté, malgré le concours des circonstances les plus favorables, l'allaitement artificiel n'échoue malheureusement que trop souvent. Si, cependant, cette méthode réussit mieux à la campagne qu'à la ville, cela tient non seulement à la constitution plus robuste des sujets, à l'activité plus grande des fonctions respiratoires, au grand air, mais surtout à la qualité du lait de vache dont on se sert de préférence pour l'allaitement artificiel et qu'on trouve à peu près partout à un prix modique ».

Certainement ces avantages plaident tous en faveur de l'allaitement artificiel à la campagne, mais le fait principal, c'est qu'à la campagne on donne bien moins souvent à manger aux enfants, et qu'on coupe bien moins le lait qu'à la ville.

Il résulte des relevés administratifs, que les pays où les enfants envoyés en nourrice s'élèvent le mieux et où la mortalité est la moins grande, sont les pays de culture, où chaque ménage de paysans possède une vache. La Normandie, sous ce rapport, se place en première ligne. Les contrées où la mortalité des nourrissons est la plus forte sont les industrielles, les pays de fabrique, dont les habitants sont des ouvriers qui ne possèdent ni terre, ni vache, et qui nourrissent les enfants avec des panades au beurre, des soupes, tapioca, etc. M. Béclard a dressé le tableau suivant, sans pouvoir toutefois indiquer les causes sous l'influence

desquelles la mortalité des nouveau-nés mis en nourrice
varie, suivant les localités, dans des proportions aussi
considérables :

Epernay (Marne)	23,92 %
Château-Thierry (Aisne)...............	23
Dreux (Eure-et-Loir).................	22,99
Evreux (Eure).......................	21,83
Montargis (Loiret)....................	20,81
Nogent-le-Rotrou (Eure-et-Loir)........	18,94
Laon (Ain)...........................	18,92
Joigny (Yonne).......................	18,37
Sens (id.)	15,90
Soissons (Aisne)	15,90
Mortagne (Orne)	14,17
Troyes (Aube).	13,20

J'ai voulu me rendre compte de la différence de la pro-
portion contenue dans ce tableau, il ne m'a pas été possible d'en trouver la raison ; il existe dans ces contrées,
des vallées, des montagnes, des marais, des vignes, des
bois, de la culture des céréales, des prairies artificielles,
des fabriques, etc., etc. ; les points de départ de M. Béclard sont des villes et leurs alentours, et n'offrent rien
qui puisse nous éclairer.

Comme beaucoup de médecins j'ai critiqué amère-
ment, pendant plus de 20 ans, l'allaitement au biberon ;
j'ai vu disparaître tant d'enfants placés par moi, que je
ne pouvais plus en parler sans en dire de mal ; mais
en y réfléchissant et après avoir vu allaiter des enfants
au biberon et quelques instants après les nourrices
leur donner des panades, des soupes, etc., j'ai pensé
qu'il fallait y regarder de plus près pour s'assurer de
quoi dépendait cette mortalité ; je crus la trouver dans
l'allaitement de deux heures en deux heures, ordonné

par tous ceux qui s'occupent de l'hygiène de la première enfance, quand l'économie ne demande réellement des aliments que toutes les trois à quatre heures, c'est-à-dire après la digestion terminée. J'ai dit qu'on pouvait se servir du lait de nos animaux domestiques pour l'allaitement artificiel. C'est celui de vache dont on se sert le plus souvent ; mais si je pouvais faire un choix, ce serait celui de la chèvre que je préférerais, parce qu'elle est rarement phthisique, et que les vieilles vaches au contraire le sont souvent, et, d'après quelques auteurs, et M. Puech en particulier, on voit les tubercules circuler dans les vaisseaux et transportés par le lait.

Le biberon.

Pour présenter le lait à l'enfant, on se sert d'une bouteille appelée biberon, de la contenance d'environ 25 centilitres, avec un embout de caoutchouc non vulcanisé. Il est facile de s'habituer à juger la quantité de lait que doit boire l'enfant, et comme on ne doit le faire boire que cinq fois toutes les vingt-quatre heures, on devra en mettre assez pour le rassasier, et si l'enfant n'absorbe point dans le repas tout le contenu du biberon, il faut jeter ce qui reste. Dès qu'on aura cessé de s'en servir, on devra le nettoyer et le laisser tremper dans de l'eau fraîche. On ne pourrait pas avoir trop de précautions pour éviter l'altération du lait.

Le lait administré avec le biberon doit être coupé avec les trois quarts d'eau sucrée, et légèrement salée, pendant la première semaine ; avec la moitié jusqu'au deuxième mois, et avec un quart jusqu'au cinquième.

A cette époque on doit le donner pur, toujours en observant l'intervalle de trois ou quatre heures, c'est-à-dire le temps que la digestion se fasse et que les matières fécales soient homogènes.

Si on se trouvait à la campagne sans biberon, on pourrait se servir d'une cuiller, d'une timbale, ou d'un petit pot. On pourrait aussi improviser un biberon avec une fiole d'une contenance de 13 centilitres jusqu'à 25 centilitres. On introduit dans le goulot une éponge de 2 à 3 centimètres, et on coiffe le tout d'un morceau de mousseline que l'on fixe avec un fil qui serre, en outre, modérément l'éponge à sa sortie du goulot afin de ralentir l'écoulement du liquide qui doit être un peu plus que tiède ; quand le lait est employé sans mélange, on lui donne au bain-marie la température voulue ; s'il est coupé, le liquide qu'on y mêle doit seul être chauffé.

« Dans aucun cas le lait ne doit être bouilli. » (Cazeaux.) Ces boissons fermentent et s'altèrent avec la plus grande facilité, si l'on n'a pas soin de ne les préparer qu'au moment de les donner à l'enfant.

En 1859, je trouvais, rue de la Glacière, près du boulevard Saint-Jacques, une femme âgée de 35 ans environ, qui élevait des enfants au biberon ; elle me dit qu'elle perdait environ la moitié de ceux qui lui étaient confiés, mais elle leur donnait le biberon toutes les deux heures. A cette époque j'avais à placer la fille du cuisinier du roi d'Égypte, je la confiai à cette femme, mais à la condition qu'elle ne lui donnerait le biberon que cinq fois dans les 24 heures, ce qui fut accepté ; elle l'a gardée vingt mois et elle l'a rendue en bonne santé. Je lui ai confié dix autres enfants, elle en a perdu trois :

un garçon, de phthisie; une fille, de méningite tuberculeuse, et le troisième, un garçon, d'une entérite chronique (cholérine).

Une sage-femme de la rue Nollet, à Batignolles, qui n'avait pas réussi comme sage-femme, se mit à élever des enfants au biberon ; elle me dit être désolée de perdre plus de la moitié des enfants qui lui étaient confiés, qu'elle ne pouvait pas supporter les cris de ces enfants, qu'aussitôt qu'elle les entendait, elle leur portait à boire. Je lui fis la proposition de lui procurer des nourrissons à la condition de ne leur donner à boire que cinq ou six fois au plus en 24 heures : elle accepta. J'ai placé 8 enfants chez elle, 5 garçons et 3 filles : 2 garçons sont morts, j'ignore de quelle affection. Sur 19 enfants que j'ai placés chez ces deux femmes, 5 sont morts et 13 sont sortis de chez elles ayant au moins deux ans.

Cette bonne chance d'avoir conservé 13 enfants sur 19, est-elle le fait d'une coïncidence? je ne le crois pas, parce que des enfants qui ont été nourris de la même façon dans les familles, plus de la moitié se sont élevés. Je n'ai pas établi pour eux de statistique, mais, d'après ma mémoire, je crois ne pas me tromper. En novembre 1874, je fus appelé près de la sage-femme des Batignolles pour une pneumonie dont elle mourut. Elle me dit : « Permettez-moi de vous remercier de m'avoir donné vos conseils; avant d'user de votre mode d'alimenter les enfants, j'en perdais plus de la moitié, maintenant j'en perds beaucoup moins. Mais depuis que j'ai fait une nouvelle modification à votre manière, je crois que les enfants se portent mieux : j'observe avec une parfaite régularité les intervalles; mais je n'ajoute pas l'eau que je mettais dans le commencement, je n'en mets que pendant les six premières semaines ou les deux premiers mois, alors mes enfants n'ont plus de diarrhée. Je ne reviens à l'eau que lorsqu'ils sont trop constipés, malgré mes lavements. »

Monsieur le Dr Guillot, du département des Ardennes, avait écrit à M. le Dr Dupouy pour qu'on accordât une récompense à une femme qui avait nourri 15 enfants au biberon, jusqu'à l'âge de 2 ans ; un seul était mort ; mais il était né de parents phthisiques. Nous nous empressâmes de souscrire à cette demande, avec prière d'indiquer quels étaient les moyens qui avaient été employés pour obtenir un pareil résultat. A la suite d'un discours pompeux, mais dans lequel je regrettai qu'on eût omis d'expliquer les soins donnés à ces enfants, on décerna une médaille d'or à cette femme. Cette absence de détails me conduit à penser que ces cas sont le résultat de hasards heureux ; car, depuis tantôt 48 ans que j'emploie tous les moyens indiqués pour empêcher la fréquente mortalité des enfants en bas âge, je n'ai trouvé efficace que la prolongation des intervalles des repas. Je vois avec plaisir que les médecins le comprennent et le mettent en pratique. Plusieurs m'ont dit qu'ils s'en trouvaient bien ; le docteur Domerc, en particulier, médecin praticien, minutieux dans sa thérapeutique ; M. le D^r D'Echérac, médecin distingué du bureau de bienfaisance.

M. Coffin, dans sa Nomenclature sur l'allaitement des enfants, dit, en parlant du lait donné au biberon : « C'est dans cette catégorie que l'on trouve les plus beaux spécimens. » Plus loin il ajoute : « Il y a cependant des enfants qui ne supportent le lait ni de la mère, ni d'autres animaux sans accidents ». Mais M. Coffin n'a pas pensé à prolonger les intervalles des repas de ces enfants indisposés. Dans plusieurs cas analogues j'ai réussi, et très promptement, par ce moyen.

Allaitement mixte.

Dans l'allaitement mixte on supplée, par l'allaitement artificiel, à l'insuffisance du lait de la mère ou de la nourrice; que cette insuffisance soit quantitative ou qualitative, ou même l'une et l'autre simultanément.

Lorsque la santé de la mère est faible ou délicate, ou qu'elle ne peut donner le sein que d'un seul côté; lorsqu'elle a deux jumeaux à nourrir, l'allaitement mixte devient nécessaire. Il est regardé comme infiniment supérieur à l'allaitement artificiel. Ce n'est pas sans raison que les auteurs, et Cazeaux en particulier, le préfèrent même à l'allaitement naturel mercenaire *opéré au domicile de la nourrice*, dût la mère ne donner à téter que deux ou trois fois dans les 24 heures. Les enfants doivent néanmoins être surveillés attentivement, et on ne leur fera prendre leur lait que toutes les quatre heures. Il faudra donc se hâter de faire prendre une nourrice au premier signe de dépérissement.

Allaitement par la chèvre.

L'allaitement par la chèvre dans de certains cas peut devenir nécessaire : lorsqu'on est forcé d'administrer à un enfant malade des substances médicamenteuses destinées à modifier un état maladif constitutionnel (syphilis, scrofule).

Dans le cas où cette méthode est acceptée par le médecin de la famille, nous recommandons d'employer les mêmes règles pour la régularité des tétées. Toutes les quatre heures environ (la digestion faite) on amène la chèvre dans la chambre de l'enfant, on la couche sur un tapis épais, puis on place l'enfant sur un oreiller, le long du ventre de la chèvre, en lui mettant le pis dans la bouche.

La plus grande propreté est nécessaire; on lave le pis de l'animal à l'eau tiède avant chaque tétée.

La qualité dépend de la nourriture : prescrire les plantes légumineuses, les carottes, les tourteaux de maïs, le pain, etc., le tout salé.

Contrôle de la santé des enfants.

Ici se présente une question dont l'importance est facile à saisir. A quels signes certains peut-on reconnaître que l'allaitement profite à l'enfant, que la nutrition et le développement organique s'opèrent régulièrement ?

Les signes de la santé chez les enfants sont les suivants : peau colorée, chair ferme, sommeil tranquille, appétit uniforme, vivacité dans les mouvements, éclat des yeux, urine abondante, claire, presque sans odeur, selles bien liées, de couleur jaune, ayant l'apparence d'œufs brouillés peu cuits, sans viscosité et sans mauvaise odeur. Mais le meilleur moyen de se rendre compte de la santé des enfants, est de faire usage de l'indication de Nathalis Guillot, de le peser régulièrement ; car les yeux peuvent se faire illusion, les apparences de santé être trompeuses, l'enfant ne parle pas, mais la balance indiquera, elle dira si le nouveau-né profite, est stationnaire, ou dépérit.

Voici des données qui serviront de guide : le poids moyen d'un enfant à sa naissance est de 3 kil. 500 ; pendant les trois ou quatre premiers jours, le nouveau-né perd de son poids initial, puis à sept jours il revient au poids de sa naissance ; jusqu'à cinq mois, il augmente de 15 à 35 grammes par jour. A ce moment le poids initial doit avoir doublé.

A partir de cet âge, il n'augmente plus en moyenne que de 10 à 15 grammes par jour. A 16 ou 18 mois, le poids de l'enfant est le double de ce qu'il était à cinq mois.

Dans le cas où les pesées présenteraient un écart trop grand de ces chiffres moyens, il faudrait prévenir le médecin.

Ces pesées doivent être faites tous les huit jours pendant les cinq premiers mois. On pose l'enfant emmaillotté sur un plateau d'une grande balance, puis après la pesée, on change les linges du nouveau-né ; on pèse ces vêtements sur le plateau ou dans le panier, et on a ainsi par la différence des pesées le poids exact du corps.

C'est ainsi, à l'aide de la balance, qu'on peut s'assurer qu'une nourrice a suffisamment de lait pour faire prospérer son enfant. Pendant les cinq premiers jours, la quantité de lait absorbé par l'enfant à chaque tétée monte progressivement de 5 à 50 grammes. A partir de la première semaine jusqu'au quatrième mois, le poids moyen est de 60 à 80 grammes ; du cinquième au neuvième mois il est de 100 à 130 grammes, l'enfant prend donc, par 24 heures, dans les 5 ou 6 tétées, 500 à 800 grammes de lait pendant 5 mois, puis 1,000 à 1,200 grammes les mois suivants; c'est là un moyen de contrôler la quantité de lait que peut donner une nourrice à chaque tétée.

Pour que les pesées soient concluantes, il faut les faire le matin, au moment où l'on va changer l'enfant, après qu'il a uriné et évacué ses matières fécales ; d'ailleurs ce n'est pas le poids naturel de l'enfant qui doit être pris en considération, mais bien la série des poids pris successivement, qui représente d'une façon exacte et uniforme son accroissement, et partant l'état satisfaisant de sa santé. (Société française d'hygiène.)

Le sevrage.

L'action de sevrer un enfant est de lui enlever l'usage du lait maternel pour le mettre à une nourriture plus solide.

Le sevrage est toujours une chose délicate, même pour les enfants qui sont dans les meilleures conditions. La fixation de l'âge opportun pour sevrer varie beaucoup. Il est des enfants qu'on peut sevrer à un an, et même avant, tandis que pour d'autres, il faut attendre dix-huit mois. Les causes de ces différences sont de trois ordres : les unes dépendent de la mère ou de la nourrice; les secondes, de l'enfant ; les dernières, des conditions dans lesquelles doit s'opérer le sevrage.

Un peu avant le sevrage, on habituera le nourrisson

au bouillon, et on lui fera de petits potages avec de la fécule, de la semoule, du vermicelle, qu'on devra remplacer plus tard par de la mie de pain trempée dans du jus de viande ou dans un peu d'eau rougie sucrée. En agissant ainsi, on accoutumera peu à peu l'enfant à se passer du sein et à rendre le sevrage plus facile.

Le développement du nourrisson, la rareté du lait et surtout la dentition doivent fournir des données sur l'époque du sevrage. Jamais on ne doit cesser l'allaitement avant la première année. C'est dans l'intervalle d'une évolution dentaire à une autre, lorsque les organes sont en repos, qu'il faut sevrer.

Les enfants pendant cette éruption sont soumis à divers légers accidents du côté du ventre, de la poitrine, de la tête ; ils refusent toute boisson, toute nourriture étrangère, ils ne se laissent calmer que par le lait de la mère qui leur sert à la fois de tisane et d'aliment. On se priverait ainsi d'une grande ressource pendant les douleurs et les affections qu'entraîne la dentition. Avant de se décider, il faut bien tenir compte de la facilité, de la rapidité plus ou moins grande de la sortie des dents. Trousseau veut que l'on attende la sortie des canines, qui arrivent du dix-huitième au vingtième mois, parce qu'elle est la plus périlleuse. Le printemps ou l'automne, puis l'été, doivent être attendus. Quelques enfants se sèvrent sans difficulté, et pour ainsi dire d'eux-mêmes, sans que la santé soit altérée ; il suffit de les confier à une personne étrangère qui sera chargée de les distraire aux heures de l'allaitement, qu'on espacera de plus en plus, de façon qu'au bout de trois à quatre jours le sein soit entièrement supprimé. Enfin,

d'autres enfants ne font que crier et ne veulent prendre
aucune nourriture : la mère ou la nourrice procédera
alors au sevrage avec plus de lenteur ; elle cherchera
à dégoûter l'enfant en appliquant sur le mamelon de
l'aloès ou de la coloquinte. L'enfant une fois sevré con-
tinuera le régime indiqué plus haut ; mais peu à peu on
le rendra plus nutritif, on le rapprochera de celui de la
famille, en évitant toutefois les mets d'une digestion
trop difficile : les légumes, les œufs, la viande, les fruits
cuits, le pain, feront la base de cette nouvelle alimentation ; quatre à cinq repas bien réglés seront grandement suffisants.

Vêtement.

Le vêtement doit protéger du froid, de la chaleur.
Les oscillations de la caloricité, suivant l'âge, la constitution, l'état de la santé ou de maladie, et surtout suivant les saisons, suffisent pour mettre en évidence la
nécessité physiologique du vêtement. Il protège la peau
contre l'insolation, les effluves en suspension dans l'air,
contre la morsure des insectes ; il contribue à l'entretien de la propreté, etc. C'est surtout l'enfant qu'il doit
protéger contre tous ces inconvénients ; mais il faut
éviter qu'il puisse entraver la liberté des mouvements, et
doit réaliser les quatre conditions suivantes : être souple, léger, assez ample et suffisamment chaud.

Il faut renoncer au maillot, usité autrefois, qui main-
tenait les bras des enfants contre le corps dans un état
de constriction et d'immobilité absolue ; un semblable
vêtement est un obstacle au développement de l'enfant ;
il ne peut être que nuisible pour la santé.

En Angleterre, on est tombé dans un excès opposé, en vêtissant l'enfant trop à la légère dès la naissance, de petites robes qui laissent les jambes à l'air, ce qui les dispose à se refroidir et à toutes les indispositions qui peuvent en être les conséquences. Pour éviter ces inconvénients, il faut le maintenir dans une maison bien chauffée, et ce ne sont pas les conditions les meilleures pour lui donner de la force et de l'énergie Il faut donc éviter les systèmes, et ce n'est ni l'une ni l'autre de ces méthodes qu'on devrait préférer.

Nous avons décrit plus haut (page 12) les premiers soins à donner à l'enfant et son premier vêtement, qui devra être continué jusqu'à deux mois et demi environ. Vers cet âge on lui fera subir les modifications suivantes :

1° La chemise sera plus longue ;

2° L'enfant portera des bas de laine montant au-dessus du genou ; aux pieds, des chaussons de laine tricotés ;

3° La couche prendra la forme triangulaire du fichu, et la pointe sera relevée entre les jambes et fixée sur le ventre ;

4° Un petit caleçon en coton ou en laine, de même forme que la couche, sera appliqué de la même manière ; il sera ajusté avec quelques boutons et prendra ainsi la forme d'un petit pantalon très large ;

5° On se servira des mêmes brassières, mais on ajoutera un jupon de laine prenant la taille et tombant jusqu'aux pieds ;

6° Enfin, par-dessus tout, une robe longue à corps et à manches larges.

On ne devra jamais se servir d'épingles ordinaires ;
les épingles anglaises exposent moins à piquer l'enfant,
mais elles doivent être remplacées autant que possible
par des lacets et des boutons.

Un peu plus tard, pour laisser plus de liberté aux
jambes de l'enfant, on lui mettra un petit corset de
toile, avec des épaulettes étroites, lacé par derrière,
autour duquel seront placés des boutons qui soutien-
dront la couche, le lange et le jupon.

Dès que l'enfant essaie de marcher, même à quatre
pattes, on modifiera de nouveau la toilette. Il faudra un
jupon moins long, une robe plus courte, des souliers
ajustés. On ne devra pas oublier que, surtout durant les
premiers mois, l'enfant a besoin de beaucoup de chaleur, et que cependant l'air doit se renouveler autour
de son corps. Des étoffes moelleuses, de laine et de
coton, des vêtements larges, réaliseront bien ces conditions.

L'habillement ainsi composé est d'une application
facile ; la mère devra en changer les différentes parties
toutes les fois qu'elles se trouveront humides ou souil-
lées. A tout âge, la propreté est une des conditions
nécessaires à la santé, mais elle est indispensable chez
le nourrisson. Les langes et autres vêtements devront
être parfaitement lavés avant de servir de nouveau.

Soins corporels.

Le corps tout entier de l'enfant sera lavé au moins
une fois par jour. Ce lavage se fera devant le feu à
l'aide d'une éponge et avec de l'eau tiède; il aura lieu

surtout sur les organes génitaux, et sera fait rapidement ; l'enfant sera ensuite soigneusement séché et poudré avec de l'amidon ou mieux avec de la poudre de lycopode.

Il convient également de faire prendre à l'enfant, deux fois par semaine, un bain complet de 10 minutes, à la température de 28 à 32 degrés centigrades ; les bains, en débarrassant la peau de ses produits de sécrétion, rendent les fonctions plus actives. Ils assouplissent les membres, facilitent les évacuations, calment l'excitation nerveuse et procurent le sommeil.

La tête de l'enfant doit être l'objet de soins tout particuliers. Dans l'état de santé, la tête est le siège d'une sécrétion noirâtre, qui ne tarde pas, si on la respecte, à prendre une certaine épaisseur ; il faut l'enlever chaque jour avec une brosse et de l'eau tiède.

Le cuir chevelu est souvent le siège d'éruptions diverses, plus ou moins persistantes, qui ont reçu le nom de croûtes laiteuses, toque, toque rousse. Ce sont autant de maladies, et c'est une erreur profonde de croire qu'elles doivent être respectées. Les poux ne tardent pas à s'y développer, et les croûtes cachent quelquefois des abcès qui peuvent déterminer des accidents graves. Loin de croire que les croûtes, les poux, etc., puissent être de quelque utilité pour la santé de l'enfant, on devra, dès leur apparition, les soigner et les faire disparaître.

Il en sera de même des écoulements qui se produisent parfois dans les oreilles. Combien de cas de surdité n'ont pas eu d'autres causes, et que de fois ces écoulements ont-ils occasionné des méningites et la mort!

Le couchage.

Pendant les premiers mois de la vie, l'enfant tète et dort; on ne saurait donc apporter trop de soins aux bonnes conditions de son sommeil.

Le berceau peut avoir des formes diverses, mais une condition indispensable est d'être à jour. Les berceaux pleins, en caisses, peuvent s'imprégner de mauvaises odeurs, être envahis par les insectes, sont trop difficiles à nettoyer pour ne pas les rejeter absolument.

Le lit doit se composer de paillasses et d'oreillers, faits avec de la balle d'avoine, du varech, de feuilles de fougère, de bruyère fine; point de plume, de coton ou de laine, qui conservent l'humidité et l'odeur de l'urine: par dessus, un drap de toile ou de coton, et des couvertures de laine légère, mais chaudes.

Il faudra éviter de placer sur la paillasse une toile imperméable dans le but de la préserver, ce serait conserver autour de l'enfant une humidité toujours nuisible.

Le berceau doit être abrité par des rideaux en mousseline ou en étoffe légère, qui pourront facilement être relevés.

La mère ne doit jamais couvrir le berceau avec le rideau de son propre lit, pour que l'enfant ne respire pas un air déjà vicié.

Elle ne doit jamais conserver son enfant dans son lit après lui avoir donné le sein, de peur de s'endormir et de l'étouffer; le berceau ne sera jamais placé à terre, il doit être suffisamment éloigné du sol pour que l'enfant ne sente pas l'humidité.

L'enfant sera couché, légèrement penché sur le côté droit, et de telle façon que la lumière qu'il cherchera des yeux ne le fasse pas loucher.

Il devra s'endormir sans être bercé, le berçage est une mauvaise méthode pour calmer ses cris ; il trouble la digestion, étourdit l'enfant et lui donne une mauvaise habitude très difficile à faire cesser.

Comme tous les besoins de la vie, le sommeil obéit aux lois de l'habitude ; il faut donc lui donner de bonne heure une bonne réglementation.

L'enfant s'habituera promptement à s'endormir dans son berceau et non sur les genoux de sa mère, au milieu du bruit modéré de la maison, et à la lumière. A mesure qu'il grandira, on diminuera la durée du sommeil du jour, mais on n'abrégera jamais celui de la nuit.

Habitations.

La chambre que doit habiter un nouveau-né a besoin d'être grandement élevée, de grandes croisées, au premier étage, exposées à l'est. Si c'est possible, qu'elle ait une cheminée qui ne devra jamais être bouchée. Cette pièce devra être d'une grande propreté ; ces conditions se trouvent rarement réunies chez la classe laborieuse, dans les grandes villes surtout.

L'enfant nouveau-né a besoin de respirer largement, c'est la respiration, c'est le passage continu de l'air dans les poumons qui continue la vie ; aussi de quelle importance est pour le nouveau-né la pureté de l'air

qu'il respire ; l'air est-il pur, toutes les autres conditions étant d'ailleurs ponctuellement remplies, l'enfant
croîtra à souhait ; il sera rose, vermeil : l'air est-il
mauvais, insuffisant, vicié par des émanations délétères,
l'enfant sera au contraire pâle, étiolé, mal portant.

Il s'en faut de beaucoup que, dans les grandes villes,
les enfants jouissent d'une part suffisante de cet air qui
est la nourriture, et la moitié de leur vie. Pour s'en con-
vaincre, il faut monter dans une de ces maisons popu-
leuses, entrer sous les combles où l'on trouve quatre ou
cinq enfants, dont un nouveau-né, et le père et la mère.

Enfin, l'habitation peut avoir une exposition mauvaise, être froide ou ne jamais recevoir de rayons
solaires. Que l'on sache bien que c'est aux mauvaises
conditions hygiéniques du logement qu'on doit attri-
buer en grande partie les nombreuses maladies qui
étiolent l'enfant dès le berceau.

On évitera d'installer le nourrisson dans une chambre
ombragée par des obstacles qui non seulement inter-
ceptent la lumière vivifiante du soleil, mais s'opposent
au libre cours de l'air. La santé de l'enfant exige un
soin tout particulier, il faut donc choisir à son intention
la chambre la plus grande, celle qui a le plus d'ouver-
tures, et où pénètre le soleil.

On choisira enfin dans cette pièce l'endroit le plus
convenable pour placer le berceau.

L'air.

Tous les jours on ouvrira les fenêtres de la chambre
à coucher de l'enfant, afin de renouveler l'air qu'il a

déjà respiré. L'air sagement renouvelé n'est pas nuisible ; ce sont les courants d'air qu'il faut redouter. Or, quel que soit le logement qu'on habite, quelque dimension qu'il ait, on pourra toujours placer le berceau à l'abri des courants d'airs ; on prendra la précaution d'ouvrir les fenêtres en biais et du côté opposé au berceau.

Les jours de pluie, de neige ou de grand vent, la chambre restera fermée, à moins que l'enfant puisse être transporté dans une autre pièce. Cependant si la chambre n'avait pas été aérée depuis plusieurs jours, on fermerait les rideaux du berceau et on renouvellerait l'air.

Il est imprudent d'ouvrir les fenêtres le matin trop tôt ou le soir trop tard. La chambre, surtout si elle est petite, recèle toujours des miasmes qu'il importe d'expulser. Bien aérer n'est donc pas tout : il faut encore que les linges qui sont mouillés et souillés par les matières de l'enfant ne séjournent pas dans cette pièce ; par le même motif on tiendra toujours propres les vases servant aux évacuations, point de fleurs, de fruits, ni parfums, pas de poêle, pas de fourneaux portatifs de cuisine dans cette chambre. La nuit on évitera autant que possible les lampes à pétrole, qui vicient l'atmosphère en y répandant les émanations les plus méphitiques et absorbent au préjudice de l'enfant la plus grande partie de l'air.

Une toute petite lampe à huile ordinaire, et mieux encore la veilleuse.

La lumière.

La belle clarté du soleil est indispensable à l'enfance. Dans une chambre obscure ou à l'ombre, il languit et s'étiole. Quel contraste avec l'enfant rose qui s'élève à l'air, en pleine lumière ! Il ne faut cependant pas tomber dans l'excès contraire, les yeux d'un jeune enfant sont des organes délicats dont il convient de ménager la susceptibilité. Une trop vive lumière venant subitement le frapper peut produire des accidents cérébraux visuels plus ou moins graves.

Il faudra donc lui éviter l'impression dangereuse d'un rayon solaire qui frappe une glace ou un meuble vernis, le jour qui pénètre à travers les lames des persiennes ou le trou des volets.

Non seulement cela l'invite à loucher, mais sa vue peut en être affectée pour l'avenir.

Température.

Le nouveau-né a besoin d'une température plutôt chaude que froide, surtout, disent les auteurs, dans le premier mois de son existence ; mais pour qui a bien observé les enfants, il est certain que ceux qui sont maintenus à une bonne chaleur profitent mieux que ceux dans une condition contraire.

Un thermomètre sera placé dans la chambre de l'enfant, il ne devra pas descendre au-dessous de 12 degrés, ni monter au-dessus de 18 degrés. Une bonne moyenne est donc de 15 à 16 degrés en hiver.

Sous prétexte que l'enfant peut avoir froid, on entasse parfois sur son lit trop de couvertures ; si on le sort on le couvre de manteaux, de fourrures ; les capuchons sont superposés avec profusion. Il ne faut pas que cet enfant ait froid, mais il ne faut pas non plus qu'il étouffe.

Qu'il soit donc couvert avec modération ; l'air extérieur frappera la peau de son visage voilé, et il conser-
vera sa vigueur et sa bonne santé.

Sorties, exercice, promenades.

L'exercice d'un jeune enfant consiste dans les mouvements qu'il peut exécuter avec les bras, les jambes.
Il sera donc bon de le laisser, au moment où on lui
fait sa grande toilette, tout nu devant le feu, sur les
genoux de sa nourrice, s'agiter en pleine liberté.

Le nouveau-né ayant besoin de chaleur, on devra attendre un mois avant de le sortir, surtout en hiver ;
on lui couvrira le visage avec un voile ; préalablement,
on l'aura graduellement préparé au contact de la
lumière et de l'air extérieur en le tenant et en le pro-
menant dans une chambre les fenêtres ouvertes. Le
temps le permettant, on sortira l'enfant tous les jours,
la nourrice le portant sur ses bras, tantôt d'un côté,
tantôt de l'autre.

Lorsque l'enfant aura acquis assez de force, on se
servira d'une petite voiture à la mode qui ne présente
aucun inconvénient en été, mais en hiver, elle doit
servir uniquement à faire le trajet. Arrivé à destination,
on prendra le nourrisson sur les bras, et on ne lui
fera passer, sous aucun prétexte, les quelques heures
d'absence de la maison dans le véhicule, où les rhumes,
bronchites, fluxions de poitrine, etc., seraient la conséquence presque fatale de son immobilité, en dépit
même des vêtements les plus chauds et d'une boule
d'eau chaude mise à ses pieds.

Aussitôt que l'enfant peut se mettre sur son séant, vers sept à huit mois, on le pose à terre sur un tapis ou sur un paillasson, entouré d'oreillers, puis on lui donne des jouets non coloriés; il se traîne d'un jouet à l'autre, arrive progressivement à se lever et à marcher. Du moment où il cherche à se diriger seul, il faut mettre des entourages aux poêles, aux cheminées, aux fenêtres, aux escaliers, etc. ; pour le protéger contre les chutes, on le coiffera d'un bourrelet.

Il ne faut pas trop se hâter de faire marcher les enfants; généralement il faut rejeter l'usage des paniers, des chariots ordinaires, qui soutiennent les enfants sous les aisselles et qui leur permettent de s'appuyer sur les jambes avant qu'elles soient assez fortes pour les porter.

Cependant il en est un qui, je crois, devra rendre de grands services (1). Je le recommande depuis quelques années pour les enfants faibles, surtout à ceux qui ont la tête grosse ; ils s'y habituent promptement.

En voici la description :

Il est léger. A la hauteur de l'estomac, se trouve une table qui peut s'élever à volonté; une ceinture, large de 5 à 7 centimètres, rembourrée, s'adaptant sous les aisselles; un siège, vertical lorsque l'enfant est debout, mais qui, lorsqu'il veut s'asseoir, devient horizontal. L'enfant se trouvant assis, peut agiter ses jambes, ses bras, s'amuser avec des jouets qui se trouvent sur la table.

Il faut bien se garder de soulever les enfants par un

(1) C'est celui de M. Mégissier, 10, place Daumesnil, à Paris.

seul bras pour les faire sauter un obstacle, monter un escalier ou sur un trottoir; on risque ainsi de leur démettre le poignet, l'épaule et surtout le coude.

Il faut éviter les sorties du soir par le mauvais temps; les longs voyages en voiture, en chemin de fer sont d'autant plus dangereux pour les enfants qu'ils sont plus jeunes. Le grand froid, le vent, la poussière, les cahos, sont autant de causes de nombreux accidents.

De la vaccination.

Il est indispensable de faire vacciner l'enfant dans les trois premiers mois qui suivent la naissance ou même dans les premières semaines, s'il règne une épidémie de variole; le vaccin est le seul préservatif de cette affreuse maladie. L'enfant vacciné peut fournir le vaccin à de nombreux sujets sans le moindre inconvénient; si le vaccin humain manquait, on pourrait se servir de celui de vaches qui est absolument de même nature.

CONCLUSIONS

1° L'enfant nettoyé, habillé, sera couché dans son berceau (jamais avec la mère, si cela est possible), incliné sur le côté droit, pour faciliter les aliments à passer de l'estomac dans l'intestin et empêcher la compression du foie sur les autres organes.

2° Les 15 premiers jours, donner le sein ou le biberon toutes les deux ou trois heures ; passé ce temps, toutes les quatre heures, commençant le matin à 5 ou 6 heures et finissant à 10 heures du soir, ce qui fera en tout 5 repas dans les vingt-quatre heures. Cela permettra à l'enfant et à la mère de passer une bonne nuit.

3° Faire prendre des bains tous les deux jours.

4° Chaque fois que les enfants rendront du caséum dans leur selles, leur faire prendre des lavements de 180 à 200 grammes, avec une décoction d'une petite tête de pavot et 100 grammes de son par litre d'eau ; ils le rendront à mesure qu'on le leur donnera.

5° Chaque fois que les enfants seront changés, avoir le soin de bien les laver avec de l'eau tiède, et en face du feu pendant les froids ; les saupoudrer de farine de riz ou de poudre de licopode, etc., lorsque les parties inférieures seront irritées.

6° Avoir le soin de les faire vacciner dans les trois premiers mois de leur naissance.

TABLE DES MATIÈRES

	Pages.
Causes qui empêchent la mère de nourrir	3
Régime	4
Comparaisons de la digestion	6
Les difficultés de l'allaitement	11
Soins à donner à l'enfance	11
Des différentes manières d'alimenter les enfants	13
Allaitement au sein de la mère	14
Allaitement par une nourrice sur lieu	17
L'allaitement au domicile de la nourrice	20
Allaitement au biberon, dit artificiel	21
Le biberon	24
Allaitement mixte	28
Allaitement par la chèvre	28
Contrôle de la santé des enfants	29
Le sevrage	31
Vêtement	33
Soins corporels	35
Le couchage	37
Habitation	38
L'air	39
La lumière	40
Température	41
Sorties, exercice, promenades	42
De la vaccination	44
Conclusions	45

5322-82. CORBEIL. — Typ. et Stér. CRÉTÉ.

9 782019 263546